38 Wetenschappelijk bewezen manieren om uw testosteron op een natuurlijke manier te verhogen

INDEX

1. Slaap zoveel als je nodig hebt.
2 - Spiermassa en definitie.
3 - Ontspannen en geen stress.
4 - Endocriene verstoorders en kunststoffen zijn je vijanden.
5- Seks is belangrijk.
6- Geneesmiddelen en hun bijwerkingen.
7- De houding van je lichaam.
8- Het geld.
9- Uw testikels.
10 Alcohol.
11- Uw Calorie-inname is belangrijk.
12- Je eet te veel eiwitten.
13- Koolhydraten en meer Koolhydraten en meer Koolhydraten.
14.... Vetten.

15 Veganisme is meestal slecht.

16- Ecologisch voedsel.

17 Melk.

Testosteron is gemaakt van cholesterol.

19- De koffie.

20 - Vasten.

21- Eet meer van dit soort voedsel.

22- Eet dit niet op.

23- Soja.

24. Water is het belangrijkste.

25- Doe krachttraining.

26 HIIT training.

27 - Move!

28- Rennen.

29- Calistenia.

30- Nooit overtrain.

31- Multivitaminesupplementen.

32- De Ashwaghanda zal je veel helpen.

33- Probiotica.

34- Minder oestrogeen!!!

35 - De Tongkat Ali.

36- Gember verhoogt de testosteronspiegel.

37- Geitengras in warmte.

38- Mucuna Pruriens.

Ik heb lang bestudeerd wat ik het succeshormoon noem, testosteron is niet alleen een indicator in uw analyse, zoals triglyceriden, glucose, enz. Ik heb de vaste voorwaarde die veel belangrijker is, nog belangrijker, rond testosteron is waar de persoonlijkheid van een man is gesmeed: zijn acties, zijn acties, zijn succes met vrouwen, zijn zaken, zijn relaties, enz., alles wat sterk beïnvloed wordt door het testosterongehalte......

Alles wat je hier ziet wordt ondersteund door persoonlijke ervaring of / of wetenschappelijke studies, maar het maakt niet uit hoe goed of slecht deze gids is je moet je rekening mee houden dat het verhogen van uw testosteronspiegels niet overeenkomt met mij, zo niet met u, de verantwoordelijkheid om uw gezondheid te verbeteren in het laatste verblijf is de jouwe en de jouwe alleen, is niet de mijne, niet eens uw arts, als je verder gaat met het lezen van dit boek en hun advies toe te passen moet je deze brand op te nemen, moet je ook niet alleen deze gids hebben als een referentie, veel andere gidsen, voedingsdeskundige, natuurlijk om uw dokter, elk geval is persoonlijk en uniek. Dat wat wordt gezegd neemt verantwoordelijkheid voor uw gezondheid en leven.

Er zijn veel factoren die van invloed zijn op het testosterongehalte: voeding, suppletie, levensstijl, macronutriënten, testiculaire gezondheid, seks, en een lange en uitgebreide, enz.

Testosteron, wat is het, hoe wordt het geproduceerd, effecten, korte introductie, enz.

Hoe testosteron wordt geproduceerd

Testosteron is het mannelijk hormoon bij uitstek, het is verantwoordelijk voor veel van de kenmerken die met mannen worden geassocieerd: diepe stem, grotere spiermassa, agressiviteit, concurrentiekracht, groter seksueel verlangen, enz.

Testosteron wordt geproduceerd wanneer de hypothalamus kleine golven van "gonadototropine-releasing hormoon of gewoon GnRH, deze klier verhuist naar de hypofyse, er is waar het hormoon GnRH stimuleert de secretie van andere hormonen, die zijn follikel-stimulerende hormoon (of FSH) en luteïniserend hormoon (of LH), dit worden gonadotropinehormonen genoemd.

De gonadropine hormonen (LH en FSH) gaan later via je wervelkolom naar de testikels, daar stimuleert FSH de aanmaak van zaadcellen, terwijl LH tegelijkertijd de zaadbalcellen van leydig stimuleert, deze cellen produceren testosteron met behulp van cholesterol.

Wanneer testosteron is geproduceerd, wordt het via het bloed verspreid. Daar komt het testosteron in verschillende delen of verschillende processen, enz. terecht, en wel als volgt:

– **Gratis testosteron**: een deel van dit testosteron blijft vrij in uw bloed, bio beschikbaar.

– **Androgeenreceptoren**: Een ander deel blijft in de androgeenreceptoren die zich in je lichaam bevinden.
– Een ander lid van de albumina en de SHBG wordt er een inactief deel van.
– **Oestrogeen**: Oestrogeen is ook bekend als het vrouwelijke hormoon, een deel van het beschikbare testosteron dat wordt omgezet in oestrogeen.

Dit hele proces kan worden beïnvloed door middel van voeding, training, levensstijl en suppletie. Dit alles is wat we in deze gids zullen behandelen. Maar....... dit alles is echt belangrijk voor je, het houdt niet op echt interessant te zijn, maar je bent hier niet om een wetenschappelijke les te krijgen, het is hier om je niet meer zo slecht te voelen en je testosteronniveau te verhogen, meer motivatie, meer spieren, meer energie, meer concurrentievermogen, meer seksuele begeerte, meer gezondheid, etc, etc, etc., het aantal voordelen is ontelbaar en je kunt dit krijgen als je je voeding, je training, je levensstijl, je aanvulling, je manier van denken, etc. wijzigt, etc., dit zijn de 38 manieren om je testosteron op natuurlijke wijze te verhogen:

1. Slaap zoveel als je nodig hebt.

4, 6 of 8 uur slapen kan uw testosteronspiegel aanzienlijk beïnvloeden.

Een slaapbeperking, hoewel "slechts" gedeeltelijk, kan grote invloed hebben op uw testosteronspiegels, een studie uitgevoerd in een laboratorium concludeerde dat een beperking tot 5 uur slaaprust uw testosteronspiegels met maximaal 15% kan verlagen.

Een andere studie die door Peneve wordt uitgevoerd verklaarde dat de mensen die ongeveer 4 uren sliepen testosteronniveaus van tussen 200 hadden.

- Gemiddeld 300 ng/dl, parallel aan degenen die (ongeveer) 8 uur sliepen, hadden niveaus tot 700 ng/dl.

Een andere studie gedaan door "Gov" toonde iets zeer vergelijkbaars met 530 Chinese mannen, deze studie gekoppeld langere uren van slaap met hogere niveaus van testosteron zowel totale en gratis, met name elk extra uur slaap geproduceerd 15% meer testosteron. U heeft alle links naar de studies in de bibliografie aan het einde van het boek.

2 - Spiermassa en definitie.

Je kunt heel dun zijn, het maakt niet uit of je grote spieren hebt of niet, wat je niet kunt doen is dik zijn, dat is verboden, je moet gedefinieerd worden.
De body mass index moet altijd rond de 10 - 12% liggen als je een hoge testosteronspiegel wilt hebben.

In het algemeen geldt: hoe hoger uw lichaamsvetgehalte, hoe lager uw testosterongehalte. Als je dik bent, is de kans groot dat je weinig testoseron hebt.

Natuurlijk is er ook een verband tussen spiermassa en testosteron, meer spier is gelijk aan meer testosteron. Als je afslankt en sterk wordt, zul je er spectaculair uitzien, en je zult je ook zeer goed voelen.

Dikke mensen hebben lagere testosteronspiegels, maar waarom? Als je veel vet in je lichaam hebt, heb je ook veel meer aromatase enzymactiviteit waardoor meer testosteron in oestrogeen verandert.

Obesitas in verband met lage testosteronspiegels, is vrij nauw verbonden met hoge oxidatieve stress, metabool syndroom en lage insulinegevoeligheid.

Vergeet niet dat dit NIET iets is waartoe je gedoemd bent, je kunt altijd gaan sporten en gewicht verliezen, en kiezen.

Als je minder dan 8% lichaamsvet hebt, en dit heeft invloed op je testosteronspiegels, waarom is dit dan wel het geval? Het is omdat het trroïde hormoon zijn activiteit aanzienlijk vermindert.

3 - Ontspannen en geen stress.

Stress is een van de ergste dingen die je kan overkomen als je testosteronniveaus wilt hebben, het is waar dat het niet gemakkelijk is, begrijp ik.

Stress verhoogt uw homoniveau van cortisol, het belangrijkste stresshormoon, cortisol is een katabool hormoon dat uw testosteronniveau verlaagt.

Het is duidelijk dat stress ergens goed voor is, probeer je cortisol niet te verlagen tot 0, omdat je het moeilijk zult hebben en als je het krijgt zal het ten koste gaan van je leven.

Doe wat u denkt om uw cortisol-niveau te verlagen: verander van partner, zoek een andere baan, verlaat het huis van uw ouders, verander van land (oorlogen, economische crises of niet zo extreme situaties). Cortisol vernietigt de spiervezels en veroorzaakt grote oxidatieve schade aan uw lichaam, dat ook uit hetzelfde materiaal bestaat als testosteron (pregnenolone). Als u een zeer hoog cortisol-gehalte heeft, heeft u problemen, omdat cortisol het vrije testosteron dat zich in de testikels en in uw aderen bevindt, vernietigt.

4 - Endocriene verstoorders en kunststoffen zijn je vijanden.

Een hormoonontregelaar is een stof of verbinding die uw endocriene systeem verstoort (hormonen, klieren, receptoren in de cel, enz.), dit kan uw ontwikkeling en/of uw voortplanting beïnvloeden.

Deze stoffen of verbindingen komen normaal gesproken voor in kunststoffen, conserveringsmiddelen, pesticiden, producten voor persoonlijke verzorging, enz. De overgrote meerderheid van de chemicaliën waaraan we worden blootgesteld zijn onschadelijk, maar er is een klein deel van deze chemicaliën dat uw hormoonproductie en andere lichaamsfuncties kan beïnvloeden.

Sommigen van hen zijn dat wel:

- **Parabetes:** dit zijn meestal conserveringsmiddelen die in de meeste cosmetica voorkomen, meestal beginnend met "methyl", "butyl", "ethyl", "propyl" en "heptyl-". Ze zitten in zonnecrèmes, glijmiddelen, handcrèmes, vochtinbrengende crèmes, scheergels, shampoos, tandpasta, voedingsadditieven, enz. Parabenen zijn xenoestrogenen en kunnen enige affiniteit hebben met de oestrogeenreceptoren van je lichaam.

- **BPA, of** beter bekend als **bisfenoal A**, werkt op dezelfde manier als de hormonen in je lichaam en is gerelateerd aan lage niveaus van testosteron en erectiestoornissen. Het is een van de meest gebruikte stoffen in de wereld, is op het oppervlak van kunststoffen meestal, wordt bisfenol gebruikt om kunststoffen en epoxyhars te verharden.

- **Ftalaten** en lage testosterongehaltes zijn met elkaar verbonden, ftalaten zijn vergelijkbaar met BPA in die zin dat ze in kunststoffen zitten, maar in plaats van het plastic te harden, maken ze het flexibeler. Ze zitten ook in persoonlijke verzorgingsproducten zoals stabilisatoren en/of emulgatoren.

- **Benzofenonen** zijn BP-1, BP-2, BP-3, BP-2, BP-3, enz. Ze worden voornamelijk gebruikt in zonnefilters, hoewel ze over het algemeen in veel persoonlijke verzorgingsproducten te vinden zijn. Benzofenonen zijn nauw verwant aan de vermindering van enzymen die nodig zijn om testosteron te produceren. Het wordt gebruikt omdat het UV-straling van de zon absorbeert en de doorlaatbaarheid verbetert.

- Triclocarban en Triclosan. Ze zijn in zepen, lotions, handdesinfectiemiddelen en een lange, enz. Ze verminderen de testiculaire productie van testosteron. Ze worden verondersteld antibacterieel te zijn.

En hoe kun je hier niet meer aan worden blootgesteld, eenvoudigweg, stoppen met het gebruik ervan, het gebruik ervan terugbrengen tot 0 of bijna 0, hoe? Gebruik niet-kunststof glazen flessen, gebruik natuurlijke producten, eet geen ingeblikt voedsel, enz. Dit is slechts een van de weinige dingen die je kunt doen om je testosterongehalte te verbeteren.

5- Seks is belangrijk.

Seks is niet alleen aangenaam, het verhoogt ook het testoteron. Blijkbaar zijn de feromonen, dopamine, het gevoel van macht, enz. maken uw testosteronspiegels hoger.

In één studie is gezien dat mannen alleen al door het bezoeken van een alternatieve club hun testosteronspiegels tot 14% zijn gestegen en dit alleen al bij het zien en binnenkomen van de mannen die seks hebben gehad, een stijging van 70% hadden.

6- Geneesmiddelen en hun bijwerkingen.

De farmaceutische industrie bestaat voor het geld en de farmaceutische bedrijven streven ernaar om de winst van hun aandeelhouders te maximaliseren, deze bedrijven verdienen elk jaar triljoenen dollars. dit is duidelijk, maar velen vergeten dit als het gaat om de waarheid.

Sommige medicijnen zijn belangrijk voor de gezondheid van mensen, maar de meeste behandelen het symptoom niet de oorzaak, dit is omdat ze niet willen dat mensen genezen worden als zieker hoe meer voordelen.

Als een natuurproduct niet octrooieerbaar is, wordt het u niet voorgeschreven, ook al is het beter dan medicijnen. Ze gaan helemaal naar de wereld om ziekten uit te vinden.

Houdt u er alstublieft rekening mee dat uw gezondheid op het spel staat. Dit zijn de medicijnen die uw testosterongehalte verlagen:

–   **Veel SSRI's (antidepressiva)** zijn "bekend" voor het verlagen van het libido en het verminderen van het testosterongehalte.

- **Zure reducerende middelen** zoals; Tagamet, Cidemetidine, enz.
- **Een paar bètablokkers en kalmeringsmiddelen.**
- Een medicijn voor type 2 diabetes type 2 genaamd **Sylfonylureum.**
- **Statines** en andere geneesmiddelen die de cholesterolsynthese verstoren.
- **geneesmiddelen tegen haaruitval,** zoals finasteride en dutasteride
- Een bloeddrukmedicijn genaamd **Spironolactone.**
- **Sommige schimmelwerende geneesmiddelen**, zoals ketoconazol...
- **Corticosteroïden.**
- **Pijnstillers op basis van opiaten.**

Waarschijnlijk zijn er meer, maar we zijn er nog steeds niet van op de hoogte of er zijn geen studies gedaan om het te bewijzen.

7. Je lichaamshouding.

Uw lichaamstaal speelt een fundamentele rol in uw hormonen, het is wetenschappelijk bewezen dat **het hebben van meer dominante houdingen** (meer ruimte innemen, gebogen rug, borstverwijdering, enz.) resulteert in een toename van testosteron, in het bijzonder een toename van 20%, aan de andere kant onderdanige houdingen (neem minder ruimte in beslag, gebogen rug, hangende schouders, vermijd contact met de ogen, etc.) resulteren in een lager testosterongehalte.

8- Geld

Geld verdienen geeft geluk, **geld vandaag de dag is gelijk aan vrijheid,** met geld kun je veel dingen kopen, waaronder medische behandelingen om testosteron te verhogen, supplementen om je gezondheid te verbeteren en testosteron te verhogen, etc, etc, etc, maar dat is niet het belangrijkste **om veel geld te hebben zal je zelfbeeld veranderen, je zult je veel beter voelen als wie je bent.**

Iets winnen, een toernooi winnen, geld winnen, elk type competitie winnen is gerelateerd aan hogere niveaus van testosteron. Een studie van makelaars toonde bijvoorbeeld een toename van het testosterongehalte van 78% aan wanneer zij veel geld verdienden.

9- Uw testikels.

Bijna 100% van het testosteron dat je in je lichaam maakt, wordt gemaakt in de testikels, dus als je een slechte testiculaire gezondheid hebt, heb je problemen met testosteron.
Het testosteron in je teticules wordt **specifiek** gemaakt **in de cellen van leydig.**

Je testikels moeten altijd een beetje kouder zijn dan de rest van je lichaam, wat kun je eraan doen?
- **Naakt slapen**
- **Draag loszittend ondergoed.**
- **Douche met koud water**

Er is een aandoening die **testiculaire varicocele wordt** genoemd en die bestaat uit
 waarin u geblokkeerde of half geblokkeerde aders in uw testikels heeft of/en u heeft aders die gewoon niet goed werken in uw testikels. Niet goed werkend bereikt de bloedtoevoer naar de cellen van leydig niet, dit maakt dat uw testikels veel minder testosteron produceren, dit wordt opgelost met een operatie. Er zijn ook mensen die zeggen dat ze verbeteringen hebben ervaren met massages.

10 - Alcohol

Alcohol is slecht voor testosteron en voor uw gezondheid in het algemeen, alcohol zal uw gezondheid schaden en uw testosteronspiegels verlagen, ik persoonlijk geloof dat alcohol volledig moet worden geëlimineerd, sommigen zeggen dat als u alleen een biertje of een glas wijn van tijd tot tijd niets gebeurt, niet waar, beïnvloedt, in mindere mate maar beïnvloedt. Studies tonen aan dat bij knaagdieren een daling van 50% van de testikels na het eten van een dieet waarbij 5% van de calorieën afkomstig was van alcohol, het gevolg was van een daling van de testikels.

Dit is ook waargenomen bij mannen.
Mensen die veel drinken, zoals alcoholisten, hebben meestal een zeer laag testosterongehalte en een zeer hoog oestrogeengehalte.

Het is duidelijk dat als je minder alcohol gebruikt, je testosterongehalte minder wordt aangetast, bijvoorbeeld 2 glazen wijn is gelijk aan een daling van 7% van het testosterongehalte.

Mijn advies is om jezelf niet voor de gek te houden, alcohol is een drug, het is slecht voor je gezondheid, hoe sociaal geaccepteerd het ook is, laat het maar.

11. Je Calorie-inname is belangrijk.

Om voldoende testosteron te creëren heeft uw lichaam een minimum aan calorieën nodig. Calorie tekorten zijn niet goed voor uw testosteron omdat uw lichaam zal pauzeren uw reproductieve systeem, dat wil zeggen stoppen met de productie van testosteron in uw testikels en de energie gebruiken voor andere belangrijke functies.

Ik heb het niet over extreme warmteregimes zoals je die in oorlogen, naoorlogse of derdewereldlanden kunt vinden. Bijvoorbeeld, één studie vond dat de groep mannen die 1880 calorieën per dag verbruikt en die had een correct dieet en lichaamsbeweging had 30% minder testosteron dan een andere groep van sedentaire mannen die verbruikt 2841 calorieën had.
Tenzij je dik bent, moet je meer calorieën eten.

12. Je eet te veel eiwitten.

Als je spieren wilt opbouwen of testosteron wilt produceren heb je eiwitten nodig, maar in de wereld van fitness wordt gepredikt met een overmatige eiwitconsumptie. **Een teveel aan eiwitten helpt niet alleen niet alleen om je spieren te verhogen** (omdat de spieren een absorptielimiet hebben), maar het zal ook je testosteronspiegel verminderen.

Een eiwitrijk dieet verhoogt ook het niveau van cortisol (stresshormoon) dat testosteron vernietigt.

De optimale hoeveelheid eiwit om je testosteron te stimuleren is 22-23%.

13. Koolhydraten en meer koolhydraten en meer koolhydraten.

Koolhydraten zijn de satan van de voeding geworden, ik heb dingen gehoord zoals dat mensen geen koolhydraten nodig hebben of dat obesitas een gevolg is van het innemen van koolhydraten, wat niet waar is, het is de overtollige calorieën die je vetmesten, ongeacht of het vetten, eiwitten, koolhydraten, suiker, broden, sla, etc. zijn, waar het om gaat is het aantal calorieën, niet het soort voedingsstoffen of voedsel. Niemand mag op een koolhydraatarm dieet worden gezet omdat het het testosterongehalte vermindert en het cortisolgehalte verhoogt.

De inname van koolhydraten moet ongeveer 40% bedragen.

14. Vetten.

Ik heb seriemoordenaars gezien met meer populariteit dan vetten. **Vetten zijn zeer belangrijk** en vervullen verschillende functies in uw lichaam: het **creëren van celmembranen, deelnemen aan de creatie van testosteron, etc.,** etc., u heeft vetten nodig, ongeacht wat ze zeggen. Verzadigde en enkelvoudig onverzadigde vetten zijn zeer goed als je je testosterongehalte wilt verhogen, terwijl meervoudig onverzadigde vetten en transvetten slecht zijn voor je testosteron.

15. Veganisme is meestal slecht.

Het spijt me dat ik het je moet vertellen, maar vegetariër zijn is niet goed, als je je testosterongehalte wilt verhogen, moet je geen veganistisch of vegetarisch dieet hebben.

Veganistische/vegetarische diëten hebben vaak een tekort aan aminozuren, cholesterol en verzadigde vetten, deze drie stoffen zijn essentieel voor de productie van voldoende testosteron.

Natuurlijk is er ook de mogelijkheid dat je met dit soort dieet een calorietekort hebt, omdat **groenten meestal minder calorieën hebben**. Er zijn in feite verschillende studies die beweren dat dit soort veganistische/vegetarische diëten SHBG niveaus verhogen, wat leidt tot lagere niveaus van vrij testosteron.

Natuurlijk is er een manier om een hoge testosteronspiegel te hebben en een veganistisch/vegetarisch dieet te volgen, maar het zou enigszins tegen de stroom in zijn, **als je genoeg calorieën en kwaliteitsvetten (noten, olijfolie en kokos) opneemt, is de kans veel groter dat je een optimaal testosterongehalte kunt hebben terwijl je geniet van de voordelen van een vegetarisch dieet (wat veel is).**

16. Ecologisch voedsel

Zowel **in biologische voeding als in normale voeding zijn de voedingsstoffen hetzelfde**, een vitamine D is een vitamine D, een aminozuur is een aminozuur, etc., daar bestaat geen twijfel over. **Het enige verschil is dat niet-biologisch voedsel pesticiden, herbiciden, insecticiden, etc. bevat.** Deze chemicaliën zijn meestal giftig.

Wetenschappers analyseerden bijna 40 chemische stoffen die worden gebruikt als pesticiden in de landbouw, 30 van hen waren antiandrogenen, dat wil zeggen een negatieve invloed op de productie van mannelijke geslachtshormonen.

Glyfosaat, waarschijnlijk het meest gebruikte herbicide ter wereld, heeft een negatieve invloed op de productie van testosteron dat specifiek de cellen van leydig (waar testosteron wordt geproduceerd) "aantast".

Landbouwers die werken op velden waar pesticiden worden gebruikt, produceren minder sperma en geslachtshormonen dan boeren die op biologische boerderijen werken. Dit is te zien in vrijwel elke studie die met alle landbouwchemicaliën zoals organofosfaten, vinchlozolin, PCB's en laatrazine wordt uitgevoerd.

Wat kunt u doen?

- **Eet biologisch voedsel.**
- **Werk niet in de agrarische sector.**
- **Woon niet in de buurt van velden.**

17. Melk

Melk heeft veel oestrogeenhormonen, dit is vooral om koeien het hele jaar door zwanger te houden. Het hormoon GnRH (of gonadotrofine releasing hormoon) wordt geremd door de toename van oestrogeen en progesteron, dit alles leidt tot een daling van testosteron bij mannen, de effecten van melk op uw testosteron kan tot 20 dagen aanhouden.

Drink gewoon geen melk.

18. Testosteron is gemaakt van CHOLESTEROL.

Het lichaam van een man van gemiddelde grootte en gewicht creëert 1,25 gram cholesterol per dag (0,002755778 pond) en heeft 35 gram (ongeveer) in de celmembranen. Er is een verband tussen het cholesterolgehalte in de voeding en het testosterongehalte, **in principe geldt: hoe meer cholesterol je verbruikt, hoe beter voor je testosteron,** er zijn al studies die aangeven dat er geen verband bestaat tussen cholesterolverbruik en de aanwezigheid ervan in het bloed (in ieder geval op lange termijn), dus je moet je je geen zorgen maken over de inname hiervan. Vergeet niet dat **zelfs als u besluit om geen cholesterol te consumeren, uw lichaam** nog steeds **cholesterol zal aanmaken** in de lever, voortplantingsorganen en bijnieren.

Conclusie: **geslachtshormonen worden gemaakt met behulp van cholesterol, hoe meer cholesterol er in de voeding wordt geconsumeerd** en hoe meer HDL-cholesterol in het bloed, hoe hoger het niveau van testosteron dat je hebt. **Neem** de **eidooiers die** nodig zijn om het testosterongehalte op peil te houden.

19. De koffie.

Koffie zorgt ervoor dat je meer cortisol en adrenaline produceert, omdat het de bijnieren stimuleert. Cortsisol vernietigt testosteron. Al die extra energie die je voelt wanneer je koffie drinkt is een product van cortisol en adrenaline, **is niet goed voor je testosteron**, dus je moet het beperken of elimineren. Het enige gebruik dat je aan koffie zou kunnen geven is als stimulerend middel voor de training, de intensiteit van de training zal hoger zijn, meer vet verbranden en je testosterongehalte zal hoger zijn.

20. Vasten.

De bodybuildingsindustrie predikt dat je veel en voortdurend moet eten voor spiergroei en hoge testosteronspiegels. De industrie heeft het over 6 kleine maaltijden gedurende de dag. De waarheid is dat de **ruimte tussen de maaltijden**, hun frequentie, enz. **onze stofwisseling niet beïnvloeden.** Als je minder eet, wordt de spier niet vernietigd, noch stopt de spier met groeien, enz. In feite na een korte snelle, androgeen receptoren zijn meer ontvankelijk voor testosteron, dus **vasten kan gunstig zijn als u wilt verhogen uw testosteron** persoonlijk ik niet aanbevelen doen van lange vasten, als u dat doet moet u overleggen met uw arts.

21. Eet meer van dit soort voedsel.

Als u uw testosteronspiegels wilt verhogen, moet u voedsel eten dat:

- **Veel micronutriënten bevatten.**
- **Veel antioxidanten.**
- **Veel verzadigde vetten.**
- **Biologisch Vlees.**

Als ik je dit vertel, is het waarschijnlijk niet erg duidelijk voor je, dus ik heb een meer gedetailleerde lijst gemaakt:

- **Groenten:** avocado's, aardappelen, granaatappels, knoflook, uien.
- **Vlees:** Eieren, kalfsvlees, oesters, biologisch spek.
- **Kruiden:** Peterselie, gember, soda, Yoghurt.
- **Noten:** Rozijnen, cacaobonen.
- **Vetten en oliën:** Extra vergine olijfolie, extra vergine kokosolie.

22. Eet dit niet op.

Op dezelfde manier dat sommige voedingsmiddelen het testosterongehalte kunnen verhogen, andere kunnen het verlagen, sommige zijn: **alcohol, groene thee, munt, zoethout, hiëbabuenasoja plantaardige oliën en noten met meervoudig onverzadigde vetzuren.**

23. Soja

Hoge niveaus van oestrogeen worden geassocieerd met lage niveaus van testosteron, soja heeft isoflavonen (genisteïne, daïdzeïne en glycietine) **die fungeren als fyto-oestrogenen**, deze fyto-oestrogenen zijn vergelijkbaar met oestrogeen en uw lichaam verwart deze fyto-oestrogenen worden verward door uw lichaam voor fyto-esogenen, dit maakt uw testosteronspiegels dalen, dit is in ieder geval wat sommige studies zeggen, dit is wat sommige studies zeggen, anderen zeggen gewoon zeggen dat er geen relatie is tussen de sojaconsumptie en lage niveaus van tesosteron. Ik neem zelden soja vanwege studies die zeggen dat het van invloed kan zijn op het testosterongehalte en vooral op het goitrogenengehalte, die verbindingen zijn die van invloed zijn op de aanmaak van schildklierhormonen. De schildklier is erg belangrijk als je een goede gezondheid, motivatie en een hoog energieniveau wilt hebben.

24. Water is het belangrijkste...

Water is de basis van het leven, je kunt lang zonder eten, zonder een goed dieet, niet bewegen, etc., maar wat gebeurt er als je lang zonder drinkwater gaat? Je zult sterven.

Water is erg belangrijk, **de overgrote meerderheid van de mensen verbruikt niet genoeg. Meer uitdroging verhoogt het cortisolgehalte, cortisol vernietigt testosteron.** Als dit tijdens het sporten gebeurt, is het nog erger.

25. Doe krachttraining.

Een van de gevolgen van krachttraining is dat de ontvankelijkheid van uw androgeenreceptoren in uw spieren en testosteronniveaus toeneemt. De toename van testosteron wordt zowel op lange als op korte termijn gegeven.

Bovendien **verhoogt niet alleen direct testosteron, dankzij krachttraining zal het aantrekkelijker zijn en het vertrouwen in onszelf verhogen, dit zal indirect uw testosteron verhogen.**

Verbeteringen in krachttraining worden niet alleen gereduceerd tot testosteron, spieren, etc., **ze verbeteren ook het zenuwstelsel.**

Maar wat is krachttraining? **Om kracht te trainen moet je: veel gewicht tillen, algemene oefeningen doen die veel spieren gebruiken, korte maar zeer intensieve oefeningen doen.**

26. HIIT-opleiding.

HIIT training bestaat uit het trainen met zeer korte tussenpozen van zeer hoge intensiteit en met zeer korte aflopende periodes. Het gevolg van deze vorm van training **is de activering van snel krimpende spiervezels, verhoogd testosteron, melkzuur, DHEA, groeihormoon en DHT.**

Als u een HIIT-training gaat volgen, zult u veel voordelen merken in alle aspecten van uw leven.

27. Vooruit!

Als je denkt dat een beetje naar de sportschool gaan en een beetje trainen genoeg is om je te vergissen, dan leven we in extreem zittende samenlevingen en als je op kantoor werkt, zul je meestal merken hoe je je gezondheid verbetert als je een beetje verhuist. Je moet **verhuizen!, doe alles wat nodig is: lopen, tuinieren, paintball, wat dan ook, het geval is om te verhuizen.**

28. Rennen.

Langdurige training zoals een fietser of marathonloper **kan uw testosteron aanzienlijk verminderen en het cortisol verhogen.** Waarschijnlijk als u marathons of iets dergelijks doet, zult u het moeilijk vinden om te vertrekken omdat u misschien verslaafd bent, maar probeer het regelmatig te verminderen, u kunt dit type training vervangen door krachttraining, HIIT, fitness, zwemmen en ga zo maar door. De uitzondering hierop is zwemmen, wat, hoewel het een langdurige training is die lijkt op hardlopen, het testosterongehalte niet verlaagt.

29. Calisthenica

In het algemeen **bestaat calisthenics uit het doen van lichamelijke oefeningen met je eigen gewicht.** Dit type van training **verhoogt testosteron, evenals de ontvankelijkheid van uw androgeenreceptoren.**

30. Nooit overtrainen.

Uw lichaam moet rusten, wanneer u lichaamsbeweging doet, vooral als het een training is waar kracht nodig is, u breekt spiervezels, deze vezels hebben tijd nodig om te herstellen, als u traint wanneer uw spieren niet klaar zijn zal u overtraind raken, u zult niet de voordelen van de oefening krijgen, uw testosteron zal dalen, enz., als u nog steeds wilt trainen meer en beter, moet u zich informeren en praten met uw arts om de injecties van stoffen zoals steroïden te wegen, persoonlijk zou ik die beslissing niet maken, maar als u gaat om het goed te doen met medisch toezicht, niet door jezelf, maar als u gaat doen het goed met medische begeleiding, niet door uzelf, niet door de beslissing, maar als u trainen als u niet klaar bent met je spieren zullen overtrainden, je krijgt niet de voordelen van oefening, je zal dalen, enz.

Als je calisthenics, HITT of gewoon naar de sportschool je zal moeten rusten, kunt u niet elke dag worden opleiding, omdat je lichaam niet kan herstellen, **kunt u een maximum van 5 dagen per week**, niet meer, u **kunt oefenen een maximum van 5 dagen per week**, niet meer, de rest van de dagen dat je moet rusten en laat je lichaam, je spieren, je hormonale systeem om te herstellen voor de volgende trainingssessies.

Vergeet ook niet dat **de training altijd progressief moet zijn**, uw trainingssessie moet intenser zijn dan vandaag, maar minder intens dan gisteren. Dit is een manier om uit je comfortzone te komen, in een studie met sedentaire en normale mensen werd vastgesteld dat je na de training een hoger niveau van testosteron hebt ervaren dan professionele sporters. Deze mensen waren gewone mensen en paden, maar dankzij de training verlieten ze hun comfortzone en dwongen ze hun lichaam (en hun hormonen) om zich aan te passen, terwijl voor professionele sporters training routine was en geen uitdaging.

Conclusie: Als je elke dag intensiever wilt trainen om te genieten van hogere niveaus van testosteron, moet je wat tijd besteden aan rust, **naar de sportschool gaan als je niet hersteld bent van de vorige dag heeft geen zin en heeft invloed op je hormoonniveaus.**

Vind je het boek mooi?

<u>KLIK HIER OM UW MENING OVER AMAZON ACHTER TE LATEN</u>

Als je niet zeker weet of je me later een beoordeling geeft....

31. Multivitaminesupplementen.

Velen van ons **hebben een tekort aan micronutriënten** (vitaminen en/of mineralen), dit heeft invloed op alle niveaus van ons leven, beïnvloedt ons professioneel, seks, liefde, etc. en natuurlijk de gezondheid, met name op het gebied van testosterongehalte **zijn de belangrijkste mineralen magnesium, vitamine D en zink,** natuurlijk zijn er veel meer en absoluut allemaal in meer of mindere mate van invloed op de gezondheid, dus ik zou u aanraden dit te doen:

A) Eet een gevarieerd en overvloedig dieet (tenzij je dik bent).
B) Drink veel fruit.
C) **Kom uit de Himalaya, dit is degene die ik neem.**
D) Drink elke week shakes van groenten (geen fruit).

Het is erg moeilijk, zo niet onmogelijk om alle micronutriënten alleen met het dieet te nemen, dus ik zou je aanraden:

A) Neem een multivitamine.
B) Supplementatie met Vitamine D, er zijn vele formaten, maar de bekendste zijn capsules en druppels.
C) Zinksupplement.
D) Magnesiumsupplement.

Als je de supplementen zelf gaat kopen, lees dan de etiketten om er zeker van te zijn dat je een behoorlijke hoeveelheid van de micronutriënt krijgt.

Veel mensen onderschatten voeding echt, denken dat het iets "chique" is, onnodig, niet belangrijk, etc., maar vergeet niet dat **als je optimale niveaus van testosteron wilt hebben, het niet genoeg is om gewoon genoeg micronutriënten, eiwitten, etc. in te nemen, je zoveel mogelijk moet nemen** (zonder jezelf te schaden), als je het alleen met voedsel wilt doen, Ik zou 5 steaks, 7 zalmen, 9 salades, 10 stuks fruit, etc. per maaltijd moeten nemen, dit is slechts een voorbeeld voor u om een idee te krijgen van hoe het zou zijn, als u dat zou doen zou u in een korte tijd in de dokter belanden, dus u zou moeten overwegen om supplementen of multivitamines te nemen die niet meer dan gecondenseerde voedingsstoffen zijn en op een manier die u in staat bent om te nemen.

32. Ashwaghanda zal je veel helpen.

Wat is Ashwaghanda?

Het is een adaptogeen dat je helpt om het testosterongehalte te verhogen.

Hoe doet hij het?

Ashwaghanda verandert je testosteronspiegels op hersenniveau.

Ashwaghanda zal ook helpen om lagere cortisolniveaus in uw bloed te hebben, heeft ontstekingsremmende eigenschappen, verhoogt HDL en vermindert LDL.

Ik beveel persoonlijk <u>KSM-66 extract</u> aan.

33. Probiotica.

Hormoonontregelaars hebben ernstige gevolgen voor onze gezondheid, het endocriene systeem heeft klieren die hormonen aanmaken en reguleren, het belangrijkste is testosteron, hormoonontregelaars zijn stoffen die het lichaam "misleiden" door zich voor te doen als hormonen. Dit gebeurt ook met testosteron, waardoor ons lichaam soms te veel of te weinig hormonen produceert. Verstorende stoffen zijn bijna overal te vinden, alles wat je eet, aanraakt, ruikt, enz. is "besmet" met verstorende stoffen: voedsel, plastic flessen, lucht, zonnebrandcrème, enz.

Veel studies hebben aangetoond dat probiotica helpen bij het "bestrijden" van hormoonontregelaars, meestal door middel van uitscheiding. In één studie kreeg een groep ratten die blootgesteld werden aan bisfenol A (BPA) een probioticum. De resultaten waren als volgt:

- De BPA in het bloed was veel lager.
- Er zat nog veel meer bisfenol in de kruk.
- De hoeveelheid BPA in urine en uitwerpselen was meer dan 2 keer hoger bij ratten die probiotica gebruikten.

34. Minder oestrogeen!!!

Het vrouwelijke hormoon, oestrogeen, door degracia is niet alleen hoog aanwezig bij vrouwen, het is heel gebruikelijk om mannen met hoge niveaus van oestrogeen te vinden. Dit gebeurt omdat testosteron wordt omgezet in oestrogeen door het enzym aromatase, het enzym aromatase kan worden verhoogd door: het drinken van te veel alcohol, het verhitten van kunststoffen in de magnetron, het zijn van vet, het drinken van melk, het gebruik van producten met xanoestrogenen, en ga zo maar door. Naast het vermijden van de hierboven vermelde gewoonten, zijn er ook supplementen die u zullen helpen verwijderen van de oestrogeen die uw lichaam niet nodig heeft. Het beste is momenteel **"Indol-3-Carbinol (IC3)"**, dat aanwezig is in groenten zoals broccoli, deze verbinding maakt het gemakkelijker voor de lever om oestrogeen te elimineren wanneer ze overmatig zijn.

35. De Tongkat Ali.

Wil je de afscheiding van CYP17 enzymen in je testikels stimuleren, wil je het hormoon SHGB (geslachtshormoonbindende globuline) onderdrukken, wil je het enzym aromatase remmen om te voorkomen dat je testosteron in oestrogeen verandert, dan kan de **Tongkat Ali** ook wel **Eurycoma Longifolia** genoemd dit voor je doen, dit is natuurlijk wetenschappelijk bewezen.

36. Gember verhoogt de hoeveelheid testosteron.

Gember verhoogt de hoeveelheid testosteron met 17%, LH met 43% en FSH met 17% na 3 maanden dagelijkse inname. Het heeft ook andere ontstekingsremmende eigenschappen. Normaal gesproken is gember te vinden in winkels, supermarkten, etc., maar als je in een land woont waar gember niet zo bekend is, kun je hem ook vinden in Amazone.

37. Geitengras in warmte.

Deze plant genaamd **geit kruid in warmte** of epimedium bevat icariin die testosteron verheft, evenals sterk verbetert de kwaliteit van de erecties, de "truc" is dat de icariin is een remmer van natuurlijke Pde-5, de meeste geneesmiddelen ter bestrijding van erecties zijn remmers van Pde-5, geen twijfel mogelijk als u lage niveaus van testosteron of problemen met erecties moet nemen geit kruid in warmte of epimedium.

38. Mucuna Pruriens.

Als je het volume van het sperma en het testosterongehalte wilt verhogen, moet je **Mucuna Pruriens** nemen. In één studie gaven wetenschappers 75 gezonde mannen en 75 onvruchtbare mannen 5 gram Mucuna gedurende 3 maanden, uiteindelijk steeg het testosterongehalte bij onvruchtbare mannen met 38% en bij gezonde mannen met 27%, en ze verhoogden ook het luteïniserend hormoon.

Conclusie

Het verhogen van testosteron neemt het werk zoals al het andere en is niet gemakkelijk (levensstijl, fysieke activiteit, dieet, supplementen, enz.), wees geduldig en **zie veranderingen geleidelijk aan** tot u de perfectie en optimale niveaus van testosteron hebt bereikt.

Vond je het boek mooi?

KLIK HIER OM UW MENING OVER AMAZON ACHTER TE LATEN

Als je het niet zeker weet, stuur me dan een persoonlijke boodschap.

BIBLIOGRAFIE

1. Slaap zoveel als je nodig hebt.

1.1 <u>Studie</u>.
1.2 Studie.
1.3 <u>Studie</u>.

2 - Spiermassa en definitie.

2.1 <u>Studie</u>.

2.2 <u>Studie</u>.

2.3 <u>Studie</u>.

2.4 <u>Studie</u>.

4 - Endocriene verstoorders en kunststoffen zijn je vijanden.

4.1 <u>Studie</u>.
4.2 <u>Studie</u>.
4.3 <u>Studie</u>.
4.4 <u>Studie</u>.
4.5 <u>Studie</u>.
4.6 <u>Studie</u>.
4.7 <u>Studie (BP-2)</u>.
4.8 <u>Studie (BP-3)</u>.

5- Seks is belangrijk.

5.1 <u>Studio (Club Alterne)</u>.
5.2 <u>Studie</u>.
5.3 <u>Studie</u>.

6- Geneesmiddelen en hun bijwerkingen.

6.1 Studie (antidepressiva - ISRS).
6.2 Studies (Acid Reducers).
6.3 Studie (Bètablokkers en kalmerende middelen).
6.4 Studie (Sylfonylureum).
6.5 Studie (Statines en cholesterolpillen).
6.6 Studie (anti-fall medicatie).
6.7 Studie (Spironolactone).
6.8 Studie (ketoconazool).

7- De houding van je lichaam.

7.1 Studie.

8- Het geld.

8.1 Studie (Makelaars).
8.2 Studie.
8.3 Studie.
8.4 Studie.

9- Uw testikels.

9.1 Studie.
9.2 Studie.

11- Uw calorie-inname is belangrijk voor uw calorie-inname

11.1 Studie.

14-vetten.

14.1 Studie.

14.2 <u>Studie.</u>
14.3 <u>Studie.</u>
14.4 <u>Studie.</u>
14,5 <u>Studie.</u>

15 Veganisme is meestal slecht.

15.1 <u>Studie</u>.
15.2 <u>Studie</u>.

16. Ecologisch voedsel.

16.1 <u>Studie</u>.
16.2 <u>Studie.</u>
16.3 <u>Studie</u>.
16.4 <u>Studie</u>.

17. De melk.

17.1 <u>Studie</u>.

30. Nooit overtrainen.

30.1 <u>Studie</u>.

32. Ashwaghanda zal je veel helpen.

32.1 <u>Studie</u>.

33. Probiotica.

33.1 <u>Studie</u>.

35. De Tongkat Ali.

35.1 <u>Studie</u>.

36. Gember verhoogt de hoeveelheid testosteron.

36.1 <u>Studie</u>.

38. Mucuna Pruriens

38,1 <u>Studie</u>.
38,2 <u>Studie</u>.
38,3 <u>Studie</u>.
38,4 <u>Studie</u>.